Je réussis ma Journée Détox

3 journées types de détox faciles pour tous

Détox facile

Guide pratique

ISABELLE VAN WYNSBERGHE

À vous chère lectrice,
À vous cher lecteur,
À toutes les personnes qui veulent prendre soin d'elles au quotidien avec des solutions naturelles.

Avec tous mes encouragements.

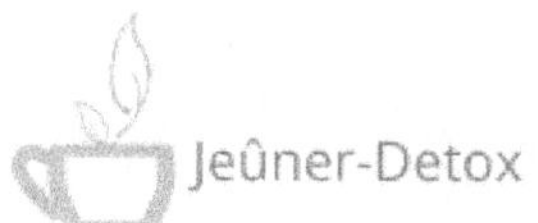

www.jeuner-detox.com

« Voilà j'ai passé une journée de détox
avec beaucoup de facilité. Après la soupe
et le fruit de midi, jardinage avec une
collation à 16h : jus de carottes et tisane.
Vers 17h et 20H j'avais envie de me
mettre quelque chose comme du fromage
sous la dent... mais en fait je n'avais pas
faim, juste une fringale. Je n'ai pas
succombé et cela m'a vite passé en
occupant mon esprit à autre chose. Le
soir rebelote avec la même soupe qu'à
midi et une 1/2 mangue + de l'eau et
une tisane... Perdu un kg. »

Ariane

« 1ère journée Détox hier pour moi. Très
agréablement surprise par la facilité à
suivre cette journée. Mis à part un peu de

vertige en fin de journée, tout s'est bien passé. Détox à renouveler. »
Dominique

« Lundi, dernière détox de l'année, super bien, cela fait plusieurs mois que je la fais et j'y retrouve beaucoup de bien être, estomac intestins légers, ventre plat. Que des bienfaits, merci à vous.

Première détox de l'année, toujours aussi satisfaisante ! Merci pour tous vos conseils. »

Danielle

« 10ème journée...(en restant à la maison : ménage, lessive) J'ai ressenti un coup de "mou" en début d'après-midi et un léger mal de tête ..... Car pour la 1ère

fois je n'ai pas pris de thé ce matin ni café à midi YES !!!! Journée encore agréable qui repose, calme. Merci Isabelle ! »
Martine

Table des matières

Merci à tous les Médecins et à toutes les Conseillères
en nutrition de santé de la Fondation Dr Kousmine
pour leurs formations de qualité.

Avec reconnaissance pour toutes les personnes que j'ai
eu le privilege d'accompagner en jeûne, en nutrition et
en travail sur soi depuis 2007.

Isabelle Van Wynsberghe

AVERTISSEMENT LEGAL

Les informations qui sont contenues dans ce document *Je réussis ma journée détox, 3 journées types de détox faciles pour tous, détox facile, guide pratique* sont uniquement destinées à vous servir de documentation de référence, et ne constituent en aucun cas un avis médical.

Les informations présentées ici visent à vous donner les outils nécessaires pour prendre des décisions éclairées, concernant votre bien-être, votre mode de vie et votre santé, ainsi que votre santé mentale et votre bien-être mental. Elles n'ont pas vocation à se substituer à un traitement prescrit ou recommandé par votre médecin. Le guide *Je réussis ma journée détox, 3 journées types de détox faciles* pour tous ne doit pas être interprété comme un traitement médical et ne prétend pas l'être.

Tous les efforts possibles ont été faits pour s'assurer que le contenu de ce guide *Je réussis ma journée détox, 3 journées types de détox faciles pour tous* est exact, correct, complet et approprié au moment de sa préparation, de son écriture et de sa publication. Toutefois l'auteure décline toute responsabilité quant à toute omission, toute erreur, tout dommage, toute blessure, toute perte ou toute conséquence financière découlant de ce contenu.

L'auteure n'est pas une professionnelle du monde médical et décline expressément toute responsabilité concernant d'éventuels effets indésirables pouvant survenir à la suite de l'utilisation des suggestions ou des informations contenues dans le guide. Ce guide vise à vous apporter les informations pratiques actuellement disponibles sur la façon de se maintenir en bonne santé pour votre propre information et pour que vous puissiez en profiter. Si vous pensez souffrir d'une quelconque maladie, vous devez consulter un médecin. Il vous est recommandé de consulter un professionnel de la santé qualifié avant d'entamer un régime alimentaire ou un programme d'exercice physique.

AVERTISSEMENT DE L'AUTEURE

Ne soyez pas surpris.e, je ne prends pas toujours de gants pour transmettre mes connaissances dans cet ouvrage...

À mon avis, chacun est responsable de sa propre santé : Même si cela ne semble pas évident pour tout le monde. Comme indiqué ci-dessus, votre meilleur allié dans le domaine de la santé, surtout quand elle n'est pas satisfaisante, est toujours votre médecin habituel. N'arrêtez jamais un traitement médical sans le consulter. La détox est une aide et fait partie d'une démarche de prise en main de votre propre état de forme. Elle ne remplace en aucun cas un traitement médical.

Les soins naturels indiqués dans cet ouvrage sont issus d'abord de mes propres expériences. À ce jour, je peux témoigner de plus de deux décennies de pratique personnelle et familiale en nutrition de santé et en jeûne, ainsi que de l'accompagnement professionnel de plusieurs centaines de personnes par le jeûne, la détox et la nutrition depuis 2007. J'ai également été formée et diplômée en conseil en nutrition de santé par des médecins et conseillers de la fondation Kousmine en Suisse et en France. J'ai la cinquantaine bien avancée au moment où j'écris ces lignes et je suis en parfaite santé !

L'objet de ce guide pratique est de vous communiquer une méthode facile et rapide de détox globale de l'organisme. Je communique par ailleurs sur les détox spécifiques pour le foie et les intestins.

Le jeûne, la détox suprême selon moi, a fait l'objet de mon premier guide ***Jeûne, Yoga et randonnée, Editions Favre***.

Un accompagnement autonome est disponible avec la formation en ligne ***Comment Jeûner***.

Si vous acceptez de tenter l'expérience de la détox, je vous félicite. Préparez-vous aussi à en supporter les conséquences, quelles qu'elles soient. Attention, votre bien-être pourrait même s'améliorer !

1 LA DETOX, QU'EST-CE QUE C'EST ?

On entend et on lit tout et n'importe quoi sur la détox.
C'est un sujet qui semble à la mode.

Pourtant il n'est pas récent : les hommes ont de tout temps cherché des moyens de nettoyer leur corps pas seulement en lavant l'extérieur, mais aussi en purifiant l'intérieur. Les médecines les plus anciennes comme l'Ayurveda indienne et la médecine chinoise offrent depuis des millénaires des soins de purification du corps et de l'esprit. Hippocrate lui-même, considéré comme le « père de la médecine » occidentale, a fondé sa pratique sur l'hygiène de vie et la diététique. Pas sur le médicament. L'aurait-on oublié ?

Détox est l'abréviation populaire de « détoxination ». Il s'agit d'un **processus naturel de nettoyage de toxines par l'organisme**. J'utilise ici le terme détox dans le double sens de désigner le processus lui-même, ainsi que la mise en situation de l'organisme en lui donnant un coup de pouce pour amplifier le processus. C'est ce que vous faites avec votre « journée détox ».

On connaît aussi les termes proches de « détoxication », « dépuration » et « détoxification ». Ils désignent les processus qu'utilise l'organisme pour désactiver les toxines (déchets) et les toxiques (poisons) et les rendre éliminables.

Que fait le corps quand il détoxine ?

- D'abord, il dissout les déchets résiduels qui étaient neutralisés et déposés, stockés dans les tissus, les organes, la lymphe, les articulations, les kystes, etc. Ces déchets ou toxines sont des acides et des substances toxiques que le corps avait mis de côté en les neutralisant chimiquement avec des sels minéraux, en attendant de pouvoir s'en débarrasser. Quand il peut nettoyer ces déchets, l'organisme va d'abord dissoudre les sels qu'il avait composés avec ces acides. Ceux-ci vont se retrouver en circulation dans l'organisme avant de pouvoir être évacués, à défaut ils seront de nouveau neutralisés et déposés quelque part dans l'organisme. C'est la mise en circulation de nombreux acides et toxiques lors d'une détox qui peut provoquer des symptômes désagréables, voire ce qu'on qualifie de « crise » de détox.

- Des sels minéraux énergétiques sont utilisés pour neutraliser à nouveau les acides et les toxiques libérés pour les préparer à l'évacuation. Il peut être utile d'apporter des minéraux supplémentaires à l'organisme.

- Les acides et toxiques circulant sont éliminés par toutes les voies naturelles possibles : urine, selles, sécrétions du nez, des oreilles, des yeux, de la bouche, des poumons, des organes génitaux, menstruation, transpiration.

- L'eau est le vecteur principal pour conduire les déchets hydrosolubles vers leurs portes d'évacuation. Les toxines non solubles dans l'eau

prennent une forme épaisse qualifiée de « colles »
qui s'exprime par exemple par des mucosités.

On a toujours peur de ce qu'on ne connaît pas. Aussi je
vous félicite d'acquérir quelques connaissances sur le sujet de
la détox. En vous familiarisant avec ce processus, et surtout
en le mettant en pratique, vous allez améliorer votre hygiène
de vie et contribuer au maintien d'une meilleure santé.
Bravo !

2 À QUOI ÇA SERT DE FAIRE UNE DÉTOX ?

Si vous souffriez d'une fracture, trouveriez-vous normal de prendre quelques jours de repos pour que le rétablissement puisse se faire naturellement ?

Il est tout aussi naturel d'accorder quelques jours de repos à votre système digestif en effectuant une détox. Sans attendre l'accident ou la maladie ! C'est un moyen en effet de :

- **Reposer** votre système digestif
- **Nettoyer** votre organisme
- **Régénérer** vos cellules, donc vos tissus et vos organes, donc votre corps.

Et tout comme votre corps *sait* réparer des fractures en régénérant les cellules osseuses, il *sait* régénérer toutes ses autres cellules. Il le fait d'ailleurs en permanence, et avec intelligence. S'il le fait mal, en perpétuant des maladies par exemple, c'est parce qu'il est trop encombré et affaibli pour fonctionner de manière optimale. Arrêtez de faire ce que vous faites pour l'empêcher d'être à son meilleur niveau de fonctionnement, et il y reviendra progressivement parce que c'est ce qu'il essaie de faire tout le temps. Maintenir l'équilibre, et y revenir s'il est rompu. Cela s'appelle l'homéostasie. C'est une loi de la nature. Vous pouvez aller contre elle, pour bien vous ralentir et vous empoisonner l'existence (si, si, regardez autour de vous !), ou vous pouvez aller avec elle, pour favoriser votre état de santé et votre dynamisme. À partir de là, le monde est à vous !

La détox consiste à, pendant une durée déterminée :

- Arrêter d'ingérer des toxines.
- Procurer à votre organisme un repos sur le plan de l'activité digestive et assimilatrice pour favoriser l'activité de nettoyage. Le temps et l'énergie qui ne sont pas utilisés pour assimiler vont au profit du tri et de l'élimination de ce qui est en trop, inutile, dégénéré, nocif.
- Permettre à l'organisme de régénérer les cellules qui doivent l'être.

3 POURQUOI AVEZ-VOUS BESOIN DE FAIRE UNE DETOX ?

Le corps est équipé de moyens naturels de nettoyage. Ce sont les organes que l'on appelle « émonctoires ». Ils ont, entre autres fonctions, celles de filtrer, nettoyer, évacuer les toxines.

Nos émonctoires sont :

- Le foie
- L'intestin grêle
- Le côlon ou gros intestin
- Les reins
- Les poumons
- La peau
- Le système lymphatique
- La vésicule biliaire.

Nos émonctoires ont la charge normale de libérer notre corps des toxines naturelles. Ce sont les déchets issus du fonctionnement normal de nos cellules. Le corps s'occupe de leur élimination régulièrement, et principalement la nuit. Jusque-là tout va bien.

Notre hygiène de vie n'est pas toujours optimale, loin de

là, à l'heure actuelle. Le stress, le manque d'exercice, une mauvaise gestion du temps, des horaires incohérents avec les besoins physiologiques et une alimentation incorrecte et dénaturée sont des facteurs qui vont provoquer la production de toxines excédentaires et leur stockage : la capacité naturelle d'évacuation des toxines de l'organisme est dépassée. Ça va déjà un peu moins bien.

De plus, la présence de polluants dans l'environnement nous oblige à ingérer, avec notre accord ou non, des poisons qui ne devraient en aucun cas pénétrer dans notre organisme. Il s'agit des nombreux polluants de l'air, de l'eau, de l'alimentation. Toutes sortes de produits chimiques apportés par les médicaments, par l'industrialisation de la culture, de l'élevage, de la production, de l'alimentation. Les produits de synthèse, les pesticides, les fongicides, les fertilisants, les métaux lourds, les exhausteurs de goût, les arômes artificiels, les conservateurs non naturels et j'en passe, sont des produits qui ne sont pas une nourriture pour notre organisme : ce sont purement et simplement des poisons. Pourtant ils se retrouvent dans les aliments de tout le monde. Et vu le cocktail qu'on en ingère quotidiennement, il ne faut pas s'étonner si nos capacités de nettoyage et d'élimination sont saturées. Ça va donc de moins en moins bien.

Multipliez cela par le nombre de mois et d'années, et voilà pourquoi avec l'âge arrivent les maladies. Non pas qu'il soit normal que le vieillissement s'accompagne de maladies. En revanche c'est un effet logique que l'accumulation, sur la durée, de mauvaises habitudes qui maltraitent l'organisme quotidiennement, provoque en lui de l'encrassement, des dégradations plus ou moins graves au fil des ans.

C'est pourquoi la détox devient indispensable à toute personne soucieuse de préserver sa santé dans une démarche de prévention. En détox, vous donnez l'occasion à votre organisme de souffler un peu, vous arrêtez de l'intoxiquer et de le solliciter pour digérer tout ce que vous avalez d'impropre et de trop. Il peut donc plus et mieux nettoyer qu'à l'accoutumée.

Cela peut aussi, en parallèle aux traitements médicaux, contribuer à soulager bien des symptômes de maladies dont la plupart actuellement, et toutes celles qui ont le plus fort taux de mortalité, sont liées à l'excès et aux mauvais choix alimentaires et d'hygiène de vie.

Pourquoi Vous, vous voudriez soulager, nettoyer votre organisme ? Trouvez vos propres motivations.

---

4 QUELS SONT LES RÉSULTATS APRÈS UNE DÉTOX ?

Ne vous attendez pas à des résultats spectaculaires, bien que ce soit parfois le cas. Avec la détox, vous agissez à *l'intérieur* de l'organisme. Les résultats se verront plus tard à *l'extérieur*.

Vos résultats vont dépendre de votre état avant la détox : si vous avez 60 ans dont 40 de mauvaises habitudes, 30 kg de trop, si vous fumez et buvez de l'alcool régulièrement, si vous avez un taux de cholestérol hallucinant et de l'hypertension depuis 15 ans, il y aura des résultats ténus, mais réels, comme une amorce de retour vers la normale de vos diverses analyses. Evidemment en une fois, cela ne suffira pas à compenser les erreurs accumulées sur les décennies précédentes. Ne baissez pas les bras, persévérez sur la voie du retour vers le bien-être. D'autres l'ont fait et ils en sont heureux. **Imaginez déjà que c'est possible.**

Si vous êtes une trentenaire sportive avec une parfaite hygiène de vie, vous aurez quelques sensations de légèreté et vous savez que les résultats pour vous sont le maintien de votre santé sur le long terme.

Les résultats vont bien entendu dépendre aussi du type de détox, de la durée et de la fréquence que vous aurez choisi d'effectuer. Une seule journée de détox en 20 ans sera comme une minuscule goutte d'eau claire dans un océan de pétrole. Une journée de temps en temps, plusieurs fois par an, sur plusieurs années, apporte un soin efficace sur la durée. Des cures de détox plus longues et régulières sont encore plus bénéfiques. Il convient à chacun.e d'ajuster selon son état initial, ses besoins, son évolution.

Et si de plus vous associez une détox régulière à une hygiène de vie améliorée au quotidien, vous mettez tous les atouts du côté d'une bonne santé. C'est *votre* choix. C'est *votre* responsabilité. C'est *votre* corps. C'est *votre* santé. C'est *votre* vie. Personne ne peut rien faire à votre place.

Les résultats se ressentent. Certains sont mesurables, comme les taux de glycémie ou de cholestérol qui reviennent progressivement vers la normale. D'autres sont observables, comme une peau plus ferme et un teint frais, l'absence de boutons et rougeurs.

Selon les individus, on constate notamment, sans ordre particulier :
- Une sensation de bien-être général, physique et psychique.
- Une amélioration du métabolisme : vos cellules fonctionnent mieux et donc tout votre organisme fonctionne mieux.
- Un soulagement des douleurs articulaires.
- Une diminution des allergies de la peau.
- Une diminution des allergies respiratoires.
- Une meilleure digestion, globalement : soulagement de maux tels que diarrhée, constipation, ballonnements, flatulences, reflux gastrique, nausées, acidité, inconforts digestifs peut-être devenus petit à petit votre quotidien…
- Une meilleure assimilation des micronutriments

essentiels au travail cellulaire : moins de carences en vitamines, minéraux, enzymes.

- Une meilleure assimilation des lipides, graisses, acides gras finalement.
- Un rapprochement vers des taux normaux de vos tests et analyses : cholestérol, triglycérides, tension artérielle (bien-être cardio-vasculaire).
- Un rapprochement vers la normale de la glycémie (taux de sucre dans le sang).
- Un meilleur fonctionnement du système immunitaire : vous tombez moins souvent malade, vous vous remettez en forme plus vite.
- Une meilleure régénération cellulaire : des signes de rajeunissement.
- Une meilleure énergie : vous avez envie de faire des choses et vous les faites, vous êtes dynamique.
- Une amélioration mentale : vous fourmillez d'idées et de projets, vous avez les idées claires, il est plus facile de prendre des décisions…
- Une amélioration émotionnelle : vous avez meilleur moral, vous êtes de bonne humeur, vous avez plus d'émotions positives que d'émotions toxiques…
- Vous êtes de plus en plus attiré.e vers des produits et des rythmes sains que par la malbouffe et le stress.
- Vous êtes plus léger.e…

Cette liste n'est pas exhaustive !

Ce qui est intéressant, c'est de constater pour *vous* ce que la détox vous apporte. Installez cette bonne habitude dans votre hygiène de vie et profitez de ses cadeaux !

Réfléchissez quelques minutes. Comment
allez-vous vous sentir si votre santé
s'améliore ? Si votre dynamisme
augmente ? Comment serait votre vie dans
six mois, dans un an, dans trois ans, si
votre santé était toujours meilleure ?
Fermez les yeux et imaginez.

5 EST-CE QUE JE PEUX FAIRE UNE DETOX ?

Ou pas ?

À mon avis quasiment tout le monde peut tirer profit d'une détox courte et régulière.

Toutes les personnes adultes globalement en assez bonne santé peuvent le faire. Si vous n'êtes pas sûr.e de votre état de santé, consultez un médecin et adaptez la détox en termes de durée par exemple, à vos capacités.

On fera attention dans le cas des enfants en pleine croissance et des personnes très âgées ou trop affaiblies. Faites-vous accompagner d'un professionnel de la santé.

Pour les futures et jeunes mamans, la grossesse et la première année de l'enfant sont des périodes où on évitera les détox. Les toxines remises en circulation avant d'être évacuées passeraient dans le placenta ou dans le lait et bébé n'a vraiment pas besoin de ça, son propre système n'étant pas assez mature pour les gérer. Prenez une année pour remonter vos niveaux de vitamines et de minéraux dans lesquels bébé se sera bien servi pour se former et grandir, avant de faire un nettoyage de votre organisme. En revanche, si vous êtes une jeune femme avec un projet de grossesse, faire une détox avant d'être enceinte est tout à fait judicieux. Vous aborderez la maternité en étant en bien meilleure forme et bébé en profitera aussi.

Pour les personnes malades, physiquement et/ou psychiquement, dans la plupart des cas une détox peut améliorer et diminuer les symptômes. Il est évident ici que selon les pathologies il est impératif de prendre conseil auprès de votre médecin. Sachez toutefois que la plupart des médecins traditionnels ne sont pas formés sur les méthodes de soins naturels ni sur la nutrition. Ayant une foule impressionnante de connaissances, mais pas sur ces thèmes-là, ils y sont donc généralement opposés ou peu ouverts. Si c'est votre cas, au moins faites-vous accompagner en parallèle par un nutritionniste, un naturopathe, un homéopathe ou un conseiller en nutrition de santé. Il y en a forcément un, une pas loin de chez vous. Il n'est jamais question que la détox remplace votre traitement, et dans bien des cas elle accompagne favorablement le soulagement des maux.

6 EST-CE POSSIBLE DE MAIGRIR AVEC LA DETOX ?

Là encore, cela dépend d'où vous en êtes avant la détox. N'espérez pas perdre 20 kg en une semaine de détox. Heureusement, car ce ne serait pas rendre service à votre organisme d'aller à un pareil rythme.

La détox c'est avant tout une libération de toxines qui entravent le fonctionnement optimal de votre organisme. En lui permettant de se nettoyer, tout va progressivement mieux fonctionner. Si tout fonctionne mieux, l'organisme reviendra de lui-même, à un rythme correct, à son poids de forme.

Si vous avez du poids en trop, c'est que vos habitudes, d'hygiène de vie en général et d'alimentation en particulier, vous ont amené.e à cette situation. Désolée de vous le dire brutalement, mais il n'y a pas d'autre cas de figure. Peut-être avec l'aide d'une certaine hérédité, mais aussi et surtout en raison de ce que vous faites pour, ou contre, votre organisme. Au quotidien.

Ne vous méprenez pas : il ne s'agit pas de vous dire que c'est « votre faute », il s'agit de vous faire prendre conscience que c'est de votre responsabilité.

Un surpoids n'arrive pas du jour au lendemain, mais en plusieurs mois ou années, parfois à la suite d'un évènement traumatisant comme un deuil, un divorce, un licenciement. Si vous êtes déjà en train de penser « Oui mais moi j'ai telle excuse… », cette façon de penser fait partie du problème. Changer d'état d'esprit fera partie de la solution. Commencez à penser par exemple « Je choisis dorénavant d'être à mon poids de forme et les meilleures solutions viennent vers moi ».

La bonne nouvelle c'est que si vous êtes capable de dérégler votre organisme, vous êtes aussi capable de le ramener à l'équilibre. Si, si. Vous avez ce pouvoir. Dans les deux sens. L'équilibre, c'est l'état naturel de bonne santé.

C'est donc en changeant les habitudes qui ont installé un surpoids que le retour à un poids de forme peut se faire. Ne rêvez pas, il n'y a pas d'autre moyen. Au moins, c'est possible. En commençant à croire que c'est possible, votre état d'esprit s'allège du problème et s'oriente vers les solutions.

La détox, comme habitude d'hygiène de vie régulière, peut y contribuer. Ce n'est pas de la magie. Si vous voulez perdre du poids car le surpoids est un problème pour vous, là encore faites-vous accompagner par un.e professionnel.le en nutrition. Faites-vous aussi accompagner parallèlement en psychothérapie ou en développement personnel. Il faut travailler dans le corps, dans le mental et sur le plan émotionnel. En parallèle. Ainsi, vous gagnerez un temps fou et vous irez mieux plus vite.

Si vous avez déjà suivi maints régimes qui n'ont rien donné de satisfaisant et comme la plupart du temps, vous ont fait reprendre plus de poids qu'avant, c'est parce qu'il manquait un ingrédient essentiel : travailler sur votre état d'esprit, sur vos émotions, avoir réellement envie d'y parvenir au fond de vous (on se sabote souvent de façon complètement inconsciente). Vous allez vous épargner des années supplémentaires de souffrance en faisant ce choix. La qualité de votre vie en vaut la peine. Vous en valez la peine.

Et si vous n'en êtes pas convaincu.e, commencez par travailler à remonter votre niveau d'estime de soi. Hypnose ericksonienne et PNL sont les outils les plus rapides et merveilleux que je connaisse pour cela.

7 QUELS SONT LES MOMENTS PRIVILEGIES POUR FAIRE UNE DETOX ?

La plupart des gens s'accordent à considérer que les changements de saisons sont les meilleurs moments, comme le printemps et l'automne. Cette pensée est cohérente avec le rythme énergétique global de la nature.

À mon sens, le meilleur moment est surtout quand vous en ressentez le besoin. Au moins là vous êtes motivé.e. Ensuite, il n'y a plus qu'à choisir la méthode et la durée.

Ici, je vous expose **trois méthodes de détox courte**. Elles sont faciles et à la portée de tout le monde. Il est intéressant de les renouveler de temps en temps. Ce sont des méthodes idéales après des périodes d'excès ou d'écarts comme les fêtes de fin d'année, les banquets d'entreprise, les retrouvailles de famille, le laisser-aller des vacances. Après de gros repas, après de gros excès : si directement vous n'avez pas faim, allez-y de suite pour la détox. Si ce n'est pas le cas, après les excès mangez d'abord « normalement » et programmez votre détox pour deux à trois jours plus tard.

Ces méthodes conviennent également dès que vous couvez un petit bobo : une infection passagère, un début de grippe, une baisse d'énergie inexpliquée, les articulations qui commencent à se faire sentir, des petites douleurs qui apparaissent… bref un ensemble de symptômes qui font que de toute façon vous n'avez naturellement pas très faim ou qui montrent que votre corps extériorise des signes de mauvais fonctionnement : c'est un appel au secours.

Une détox courte, c'est aussi parfait de temps à autre, au rythme qui vous convient, comme une fois par mois ou par trimestre, en entretien et sans attendre de vivre des périodes d'excès.

Sachez qu'il existe d'excellentes méthodes de détoxination sur de plus longues durées. Ce n'est pas ce que j'explique dans ce document. Ces méthodes demandent un coaching et un suivi régulier. Elles sont plutôt adaptées aux personnes qui sont dans une démarche de révision de leur alimentation en général. Elles sont utiles aux personnes malades qui veulent bénéficier de ce qu'une nutrition de santé peut leur apporter pour se soigner en complément des traitements médicaux. Si c'est votre cas, vous pouvez obtenir des renseignements en contactant près de chez vous un.e professionnel.le de la santé par l'alimentation saine.

8 FAUT-IL DU MATERIEL POUR FAIRE UNE DETOX ?

Vous aurez besoin d'un minimum de matériel pour une détox. Cela vaut le coup d'investir si vous êtes prêt.e à en faire une pratique régulière.

- **De quoi cuire une soupe et préparer des tisanes :** vos plaques de cuisson, de l'eau fraîche et une casserole.

- **De quoi éplucher :** un couteau, un épluche-légumes, une planche à découper, un récipient pour rincer vos aliments, une petite brosse à légumes.

Rien d'extraordinaire ! Vous avez bien ça chez vous.

- De quoi faire des jus de fruits ou de légumes :
  - Si vous avez un mixer avec une centrifugeuse, cela suffira pour commencer.
  - Si vous n'en avez pas, faites-vous en prêter un.
  - Le meilleur appareil est **l'extracteur de jus**.

o Si vous n'en avez pas, faites d'abord quelques détox. Quand vous serez convaincu.e que c'est une bonne habitude à garder, renseignez-vous et investissez dans du bon matériel. Demandez conseil dans une boutique bio ou cherchez directement sur le web. Je connais trois marques parmi les meilleures dans ce domaine, je ne veux pas les citer ici mais je vous les indique volontiers **si vous me contactez.** Les meilleurs appareils sont commercialisés sur le web et en boutiques de produits diététiques. Vous ne les trouvez actuellement pas encore en supermarché ni même dans les boutiques d'électro-ménager classiques.

L'extracteur de jus préserve mieux la qualité nutritionnelle des aliments de vos jus que la centrifugeuse classique. Les aliments ne subissent pas de chauffage, les vitamines et enzymes sont préservés. Les fibres sont broyées doucement, vous obtenez plus de jus et pas de fibres. Ici, on ne veut pas des fibres, mais seulement les vitamines, minéraux et enzymes. En choisissant des fruits et légumes bio, il suffit de les laver et vous n'avez pas besoin d'éplucher les pelures fines. Vous allez ainsi récupérer le plus grand nombre de nutriments, dont beaucoup sont dans la peau ou juste sous la couche qu'on enlève d'habitude quand on épluche.

- **Des sels alcalins :** pour prendre des bains amplifiant la libération des toxines. Facultatif, c'est un véritable « plus » pour une bonne détox. Les sels alcalins amènent la peau à sécréter des acides et les neutralisent. Vous trouvez des sels alcalins en pharmacie, en droguerie, en boutique bio et sur le web. Précisez que vous voulez des sels alcalins pour le bain corporel, il existe aussi des sels basifiants en complément alimentaire. Je conseille « Alcabain » de Jentschura (et je ne touche pas de commissions !).

9 QUELS SONT LES PRODUITS CONSOMMABLES A ACHETER POUR UNE DETOX ?

Achetez maintenant des fruits et légumes de la meilleure qualité possible :

- Uniquement des **produits frais**.
- Uniquement des **produits bio ou produits en biodynamie** : ils ne seront peut-être pas complètement exempts de produits chimiques, mais ils en auront certainement moins que ceux de la culture dite traditionnelle. Si on veut détoxiner, la première chose à faire est déjà de limiter l'ingestion d'aliments bourrés de toxines dès le départ !

Vous trouverez des fruits et légumes frais et bio chez un bon maraîcher au marché près de chez vous, ou en boutique bio, à défaut au rayon bio de votre supermarché.

Pas le temps de faire le marché ? Demandez à votre boutique bio la plus proche, cherchez sur le web : il y a de plus en plus de producteurs qui font un excellent travail et vendent des paniers bio par Internet. Ils les livrent directement chez vous ou dans un commerce de proximité. Ne prétextez pas un manque de temps pour ne pas faire cette démarche : ce n'est nullement d'un manque de temps qu'il est question, c'est un ajustement d'organisation qui est la solution. Combien de temps vous passez devant la télé ? A jouer sur votre PC ? A consulter les réseaux sociaux ? A discuter pour rien avec des gens qui vous le font perdre ? A vous occuper de gens qui ne vous demandent rien ? A courir dans les centres commerciaux ? A vous plaindre que vous n'avez jamais assez de temps ? Eh bien voilà, vous savez où le trouver, le temps qui vous manquait pour le consacrer à prendre soin de vous.

Il existe des offres de cure détox en achetant un programme de jus déjà tout prêts en bouteille. À mon sens ce n'est pas la meilleure solution. Les jus bio, sans conservateurs, sans additifs, sans sucre ajouté, sont une bonne alternative aux jus frais occasionnellement dans le cadre d'une alimentation santé habituelle, essentiellement basée sur la fraîcheur et la qualité des produits consommés. Pour une vraie détox, il vous faut toutes les vitamines, tous les minéraux et tous les enzymes des aliments, qui vont vous revitaliser. Ces nutriments précieux ne se trouvent que dans les aliments frais et crus.

Les jus tout prêts, même de la meilleure qualité possible, sont forcément pasteurisés pour la conservation. Certaines marques garantissent que leur procédé de pasteurisation tue les éléments pathogènes sans nuire aux valeurs nutritives des jus. Je recommande malgré tout de favoriser le plus possible les jus frais extraits vous-même. Et bien sûr, de les boire le plus vite possible après extraction. Gardez vos jus maison maximum 24h au réfrigérateur, et en y ayant ajouté du jus de citron. Du citron frais, bio, pressé vous-même.

10 ALORS, COMMENT FAIT-ON UNE DETOX ?

Préparez-vous dans un état d'esprit positif et dynamisant. Il ne s'agit pas de vous priver de nourriture ou de vous frustrer pendant une journée. Il s'agit de vous donner une occasion, pendant un jour, de vous faire du bien, de booster votre organisme.

Vous allez vous préparer ce jour-là presque uniquement des aliments liquides.

Choisissez une journée où vous pouvez être tranquille.

La détox alimentaire sera d'autant plus efficace si vous l'accompagnez d'une détox de vos contraintes habituelles.

Autant que possible :
- Pas de télé ce jour-là, pas de réseaux sociaux, pas de journaux avec des nouvelles catastrophiques.
- Coupez un peu le téléphone.
- Tentez de passer une journée sans consulter vos emails.
- Evitez toutes sortes de contraintes et obligations.
- N'ouvrez pas votre porte aux personnes indésirables, celles qui vous fatiguent d'habitude

ou ne vous voient que pour se plaindre ou vous demander des services.

- Ne vous occupez pas des autres, ni pour les aider, ni pour les critiquer.
- Évitez toutes les sources de stress que vous connaissez.
- Favorisez les activités qui vous font plaisir et vous ressourcent.
- Si en plus vous ne travaillez pas ce jour-là, on frise la perfection !

Vous ne l'aviez peut-être jamais vu comme ça, mais tout ce qui entre dans votre organisme d'une manière ou d'une autre et y reste, est une nourriture qui demande une digestion : les films, les livres, les revues, les informations des media c'est une nourriture, bonne ou mauvaise pour vous selon les programmes que vous sélectionnez à la télé, la radio, dans les journaux, sur votre ordinateur, votre téléphone. Les relations sont une nourriture, qui vous fait du bien, ou pas. Certaines relations sont nourrissantes et épanouissantes, d'autres sont toxiques. Vos activités professionnelles comme de loisir peuvent vous apporter un soutien ou vous démolir. Vos propres pensées peuvent être toxiques ou au contraire être dynamisantes, profitables à votre état de forme !

Vous commencez à comprendre : cette journée détox peut aussi vous permettre de réfléchir et de faire le point sur ces thèmes.

Y a-t-il autre chose que votre corps à détoxiner dans votre vie ?

Qu'est-ce qui vous indique si ce que vous ingurgitez est bon pour vous ou au contraire vous tire vers le bas ? Vos émotions. Votre état intérieur vous renseigne en permanence. La journée détox est aussi une journée favorable pour vous entraîner à l'observer, votre état intérieur, à l'écouter, le ressentir et à en tenir compte.

« Remplissez » votre journée avec :
- La préparation de vos boissons.
- Du repos.
- Une activité physique au rythme paisible et en plein air, comme la marche ou la baignade selon la saison, le lieu. Un minimum d'effort physique, non compétitif, vous assure un effet dépuratif complémentaire par la transpiration due aux efforts musculaires.
- Un moment à vous oxygéner : de l'air, du soleil…
- Des soins agréables et complémentaires au nettoyage : drainage lymphatique, massage relaxant…
- Sauna ou hammam, à condition de boire beaucoup d'eau et de tisanes avant et après : la transpiration causée par l'exposition à la chaleur déshydrate et déminéralise.
- Un bain assez long, environ 1h, avec des sels alcalins dans votre baignoire emplie d'eau à température du corps ou un peu au-dessous (environ 36°C), pas au-dessus. Mettez la quantité de sels alcalins selon les instructions du produit que vous aurez acheté. Tout en trempant dans votre bain, frictionnez la peau toutes les dix minutes avec un gant de toilette ou une brosse douce pour le corps.

- Sans baignoire, prenez un bain de pieds de 30 minutes à une heure, en ajoutant aussi la quantité appropriée de sels alcalins.

- À défaut, prenez une douche alcaline. Douchez-vous, enlevez l'eau résiduelle en la raclant avec vos mains, sans vous sécher entièrement. Appliquez du sel alcalin sur tout le corps avec un gant de toilette. Laissez agir quelques instants. Vous pouvez ensuite rincer sous la douche, ou laisser sécher la peau alcalinisée à l'air libre.

- Une activité créative ou culturelle que vous aimez bien : il y a longtemps que vous n'avez pas dessiné ? Peint ? Visité un musée ? Chanté ? Ecouté de la musique ? Dansé librement pour le plaisir ?

- Un moment ou deux d'introspection : réfléchissez aux points évoqués ci-dessus. Prenez un quart d'heure pour méditer. Au moins, asseyez-vous au calme quelques minutes sans rien faire.

- Si vous en avez envie, nettoyez aussi un coin de votre lieu d'habitation : le bureau à mettre en ordre ou juste les derniers courriers à organiser, une étagère dans la cuisine, un carré du potager, un tiroir de votre commode à linge. Ne vous éreintez pas ce jour-là à ranger le garage ou le grenier, de grands espaces peut-être lourdement encombrés depuis des années. Mettez juste un moment à profit pour aussi trier, nettoyer, éliminer quelques petites choses dans votre environnement quotidien.

11 LA VARIANTE 1 : UNE JOURNEE DETOX AVEC LA CURE DE FRUITS ET LEGUMES

Cette cure de détoxination est conseillée en nutrition de santé selon la méthode de la Doctoresse Kousmine. Elle est réputée plus efficace qu'un seul jour de jeûne isolé ou qu'une cure de riz.

- Elle s'effectue sur 1, 2 ou 3 jours de suite maximum, ou 1 jour par semaine pendant un mois.
- Elle peut être répétée si vous en ressentez le besoin.
- Elle est active au niveau de la flore intestinale et du foie.
- Il peut y avoir un temps d'adaptation (environ 4 jours) pendant lequel des symptômes de mal-être risquent de s'amplifier. C'est un effet normal de la détoxination. Comme vu plus haut, c'est dû à la mise en circulation d'acides et de toxiques qui étaient neutralisés, pour qu'ils puissent maintenant s'évacuer.

Choix des jus : il a été observé que les personnes au physique de type nordique (yeux et cheveux clairs, peau claire) supportent moins bien les cures de jus de fruits. Elles ont tendance à avoir froid et à être de mauvaise humeur ! Si c'est votre cas, optez sans hésiter pour les jus de légumes.

En ce qui me concerne, cheveux châtains grisonnants et yeux marrons, je préfère tout de même les jus de légumes aux jus de fruits, pour la détox, car moins sucrés. Pour limiter l'impact sur les variations de la glycémie.

Votre menu de la journée

- **Le matin : 1 belle assiette de fruits frais** ou une salade de fruits frais. Choisissez selon vos goûts et la saison : pomme, poire, kiwi, mangue, pêche, prune, raisin, pamplemousse, cerises, fraises, framboises, myrtilles, ananas, il y en a tellement ! Si vous ne supportez pas les fruits crus, adaptez avec des légumes crus. Carotte, betterave, concombre, céleri, fenouil, radis, salade verte… Prenez des fruits ou légumes frais, bio, de saison.

- **Les collations, vers 10h et 16h : un fruit de saison**, par exemple une poire, ou une banane bien mûre, une pêche, quelques pruneaux, pourquoi pas un fruit exotique, une mangue ou une papaye…

- **Le midi et le soi r:**
    - **Un fruit de saison.** En hiver, cela peut être un fruit exotique ou un avocat ou ½ pamplemousse.
    - **Une soupe pommes de terre + carottes** (légumes aux propriétés alcalinisantes), cuites ensemble dans un peu d'eau avec de l'ail, un oignon. Cuisez une vingtaine de minutes à frémissement, pas à gros bouillons. Ne salez pas à la cuisson, n'employez pas de bouillon tout prêt. Mixez pour obtenir une soupe entre liquide et épaisse, sans morceaux. Arrosez votre soupe dans l'assiette d'un soupçon de sel marin (facultatif), d'herbes fraîches ou sèches et d'un filet d'huile d'olive de première

pression à froid.

- o Eventuellement un dessert : ananas frais en hiver, ou petits fruits rouges en été, ou compote de fruits maison, sans sucre ajouté.

- **Dans la journée, buvez à volonté : de l'eau et des tisanes**. Environ 0,5 l de tisanes et 1l d'eau, jusqu'à 1l de tisanes et 2l d'eau. Vous pouvez additionner l'eau de jus de citron frais pressé, qui vous aide à vous reminéraliser et agrémente le goût de l'eau pour les personnes qui n'ont pas la bonne habitude d'en boire suffisamment.

- **Buvez du jus de carottes maison, en y ajoutant deux fois dans la journée 1 cuillère à soupe d'huile de tournesol** (Oméga 6) pour un verre de 3 dl environ. La carotte a des propriétés antioxydantes et soutient le foie, organe majeur très sollicité par la détox. Le jus de carottes apporte de nombreuses vitamines et des minéraux. Il vous revitalise. On sait que les nutriments antioxydants de la carotte sont mieux absorbés si elle est cuite, ou si quand elle est crue ou en jus on lui additionne une petite quantité d'huile.

- N'utilisez pas d'oranges ce jour-là, toujours trop acidifiantes.

Le savez-vous ? Les fruits crus sont
toujours plus digestes pris avant les repas,
ou encore mieux, seuls entre les repas, en
collation. Toutefois, l'ananas et les petits
fruits d'été, les baies comme fraises,
framboises, mûres, myrtilles, sont
généralement digestes même pris en fin de
repas.

Les melons et les pastèques se digèrent mal
quand ils sont mélangés à d'autres
aliments, même d'autres fruits. Mangez-les
plutôt seuls.

Observez l'effet des fruits sur vous, votre
intestin, votre digestion.

Prenez des notes ici sur vos journées détox variante 1

- Dates
- Signes, symptômes, avant et après

12 LA VARIANTE 2 :
UNE JOURNEE DE JEUNE HYDRIQUE

Le jeûne est une période déterminée pendant laquelle vous ne consommez aucun aliment solide ni de boisson nourrissante.

Le jeûne hydrique, c'est un jeûne avec une consommation augmentée d'eau surtout, et de boissons drainantes en complément.

Une journée isolée de jeûne se vit comme une journée de jeûne lors d'un jeûne court (moins d'une semaine, voire moins de 5 jours) ou long (depuis une jusqu'à plusieurs semaines). Lors des jeûnes de plusieurs jours, il est préférable d'effectuer une période de préparation au jeûne et ensuite une période de reprise alimentaire. Pour jeûner un seul jour, cela se résume au dernier repas précédent et au premier repas suivant.

- **La veille au soir : prenez un repas léger**, soupe en hiver ou salade mêlée en été, par exemple. De préférence uniquement végétal (sans aucun produit animal : pas de viande, poisson, produit laitier) pour faciliter votre digestion.

- **Le jour de jeûne : toute la journée, répartissez votre boisson.** De nombreuses toxines solubles dans l'eau vont s'évacuer. Buvez lors de cette journée 2 à 3 litres d'eau, plate de préférence, gazeuse si vous n'aimez pas l'eau plate. Comme dans la version précédente, vous pouvez ajouter du jus de citron frais pressé dans votre eau. Ne sucrez pas !

- **Accompagnez de tisanes de plantes drainantes.** Demandez des mélanges drainants, dépuratifs, détox, en pharmacie ou en droguerie. Il en existe de toutes sortes, choisissez selon vos goûts.

- **Facultatif : si vous en ressentez le besoin, prenez un verre de jus de légumes filtré,** préparé maison à l'extracteur de préférence. Le jus le plus simple et favorisant le travail du foie est le jus de carottes seules ou avec une pomme et une branche de céleri. Ajoutez un petit morceau de gingembre frais et de curcuma frais. La carotte a des propriétés antioxydantes et soutient le foie. Le jus de carottes apporte de nombreuses vitamines et des minéraux. Il vous revitalise.

- **Pas de thé noir, pas de thé vert, pas de café, pas de boisson alcoolisée.** En clair, aucun stimulant. Le thé vert est réputé bon pour la détox par ses propriétés antioxydantes, ici on l'évite pour se passer complètement de théine pendant le jeûne.

- **Si possible, pas de tabac, pas de médicament, aucune substance de synthèse.** En clair, aucun toxique. Si vous prenez des médicaments qu'il ne faut pas arrêter, même une journée, alors continuez de les prendre. En cas de doute, consultez toujours le médecin qui vous les a prescrits.

- **Le soir du jour de jeûne : c'est déjà votre reprise, après 24h de jeûne.** Prenez un repas léger et végétal, comme la veille au soir. Si vous n'avez pas faim, vous pouvez aussi limiter à un bouillon de légumes filtré : préparez un bouillon avec une pomme de terre et une carotte, sans ajouter de sel, avec des herbes aromatiques, de l'ail, un oignon. Aucun bouillon tout prêt, même bio, c'est trop de sel. Cuisez à frémissement vingt minutes. Filtrez pour enlever les légumes, buvez seulement le bouillon. Pas salé, c'est assez fade. Il n'empêche que vous absorbez des sels minéraux. Les légumes peuvent encore être consommés au repas du lendemain midi en salade.

- Ou ne reprenez que le lendemain matin au petit-déjeuner, après environ 36h de jeûne, avec une belle assiette de fruits frais accompagnée de quelques oléagineux (amandes, noix, noisettes) et additionnée de quelques graines de lin, sésame, chia ou tournesol. Broyez les graines, avec un pilon ou avec un petit moulin à café par exemple, ou au moins mâchez-les bien. Avec, consommez une boisson chaude non sucrée et sans laitage.

Si vous essayez cette journée de jeûne, vous serez surpris.e de vous apercevoir que vous ne souffrez pas réellement de la faim. J'entends souvent des gens prétendre être incapables de sauter un repas et vite se sentir mal : si c'est votre cas, contrôlez votre glycémie ! Sinon, c'est plutôt un effet de l'habitude. Vous avez faim parce que c'est l'heure à laquelle vous mangez normalement. Quand la sensation de faim semble se montrer, buvez un grand verre d'eau et occupez-vous. En quelques secondes vous êtes passé.e à autre chose et il n'y a rien qui devienne un problème. Vous avez sûrement largement assez de réserve pour que votre organisme vive dessus pendant une journée et puisse se consacrer au nettoyage plutôt qu'à la digestion. Buvez assez d'eau pour ne pas vous déshydrater. La déshydratation génère une sensation de faim, des maux de tête, de la fatigue.

Il y a de nombreuses personnes qui ont intégré cette journée de jeûne à leur hygiène de vie, dans un rythme régulier : le plus classique, une fois par semaine, c'est le ***jeûne hebdomadaire***.

Vous pouvez trouver votre rythme à vous : une journée toutes les deux semaines, ou une journée par mois.

Quand vous intégrez cette pratique dans la régularité, elle devient beaucoup plus profitable. Votre organisme s'habitue progressivement à cette « soupape de sécurité ». Il faut en général environ trois mois pour que l'habitude soit prise et que votre organisme en vienne à vous réclamer (par le ressenti) cette journée de jeûne. Il est probable que progressivement vous soyez amené.e à avoir plus envie d'aliments sains que de malbouffe. Le plaisir va accompagner les efforts de santé.

Prenez des notes ici sur vos journées détox variante 2

- Dates
- Signes, symptômes, avant et après

13 LA VARIANTE 3 : UNE JOURNEE DE LIQUIDES POUR BOOSTER VOTRE ENERGIE

Une autre possibilité de détox facile, c'est de **consacrer une journée à vous apporter rapidement énormément de vitamines et de minéraux**. Cela remonte votre énergie en inondant vos cellules de nutriments aisément assimilables.

Favorisez cette journée si vous êtes en manque d'énergie et/ou en carences vitamines/minéraux. Répétez-la plusieurs fois, 3 jours de suite, ou 1 journée par semaine pendant au moins 3 semaines, avant d'essayer plus tard les deux autres méthodes.

Le plus efficace pour cela, c'est de consommer sur la journée :

- Uniquement des boissons, dont les nutriments seront facilement et vite assimilés, sans vous demander un gros effort digestif.
- 1 litre de jus, soit 4 à 5 verres sur la journée, de préférence à base de légumes
- 2 verres de smoothies
- 1 à 2 litres d'eau
- Préparez vos boissons à base de fruits et légumes

crus, sans aucune cuisson, pour préserver quasiment 100% de vitamines et ne pas abîmer les sels minéraux.

- Si possible, seulement ces boissons, + vos 1 à 2 litres d'eau, sur la journée.
- En alternant les verres de jus de légumes et des smoothies.
- Toutes les préparations doivent être « maison » ou garanties fraîchement exécutées : avec des produits frais, bio, de la meilleure qualité que vous pouvez trouver.
- Evitez les préparations du commerce qui sont généralement pasteurisées : elles manquent de vitamines ! Sauf si vous consommez des jus ou des smoothies préparés frais devant vous, dans certains restaurants, sur les marchés ou dans des boutiques spécialisées.

Si vous n'arrivez pas à seulement boire pendant une journée, si vous avez trop faim, si vous avez l'impression de ne pas tenir le coup, adaptez les premières fois à vos capacités :

- Gardez un repas léger dans votre journée, de préférence le petit-déjeuner ou à midi.
- Complétez votre petit-déjeuner, avec un petit verre de jus ou remplacez-le par un smoothie.
- Prenez un verre de jus le matin et un autre l'après-midi.
- Remplacez le repas du soir par un smoothie.

Une autre fois, vous pourrez peut-être faire la journée boissons crues uniquement.

Le matériel nécessaire :

- Pour préparer vos propres jus, l'idéal est un extracteur de jus. Si vous comptez en faire régulièrement, c'est un bon investissement pour votre santé.
- A défaut, utilisez une centrifugeuse.
- Pour les smoothies, il vous faut un blender, soit seul, soit en accessoire de votre robot-ménager de cuisine habituel.

Connaissez-vous les caractéristiques et les principaux avantages des jus frais ?

- Ils ont une haute teneur en vitamines, minéraux, oligo-éléments, enzymes et antioxydants.
- Ils soutiennent la fonction hépatique.
- Ils sont anti-inflammatoires et antianémiques.
- Ils sont alcalinisants (sauf le poivron et la tomate, qu'on évitera en détox). On dit aussi « basifiants »: les jus limitent l'acidité de l'organisme et contribuent à remonter son pH global.
- C'est une excellente façon de consommer des aliments nutritifs crus. Souvent plus digestes sous forme de jus que d'aliment cru entier, ils sont directement assimilables et apportent beaucoup d'énergie. **C'est idéal pour booster l'organisme des personnes fatiguées.**
- Les jus concentrent les éléments nutritifs des fruits et des légumes utilisés : vous avez un apport de nutriments supérieur, sans fatiguer l'organisme à devoir digérer la quantité équivalente d'aliments.
- Ils sont délicieux !
- Et en plus, ils vous offrent les vertus spécifiques à chaque fruit ou légume.

Avec les smoothies, vous avez les mêmes bénéfices en apport de nutriments. Mais les smoothies conservent les fibres et on peut y associer des fruits : ils nécessitent un effort digestif, en revanche ils vous procurent une sensation de satiété supérieure à celle des jus.

Idées de recettes de jus détox

Vous pouvez couper les jus d'un peu d'eau. Buvez le jus sitôt préparé car les jus frais perdent rapidement leur saveur et surtout leurs propriétés nutritives : un verre de 25 cl à chaque prise.

En y ajoutant le jus d'un ou ½ citron, le jus se garde jusqu'à 24h au réfrigérateur et son effet anti-acidité ou basifiant est renforcé.

Astuc : C'est ce que je fais pour les journées détox jus !

Je prépare environ 1 litre de jus le matin, en y ajoutant le jus d'1 citron pressé. Je le garde au réfrigérateur et je bois 4 verres dans la journée. Ainsi je n'utilise et nettoie qu'une fois l'extracteur.

- Votre base : une ou deux pommes, pour adoucir. Evitez de mélanger d'autres fruits à vos jus de légumes.
- Utilisez souvent le jus de carottes comme base, à compléter avec 1, 2 ou 3 autres légumes et herbes. *Carottes : utilisez la racine, pas les fanes.*
- Ajoutez 1, 2 ou 3 branches de céleri : le céleri branche est plein de minéraux. Le goût est puissant, adaptez le dosage.
- Ajoutez systématiquement du curcuma et du gingembre en racines : 1 morceau de curcuma et environ 1 cm de racine de gingembre pour 1 l de jus. Ces épices sont bourrées de propriétés, notamment un effet anti-inflammatoire bénéfique à la détox.
- Mélangez plusieurs variétés d'un même légume (comme des carottes orange, jaunes et violettes,

par exemple).

- Utilisez des légumes entiers avec leurs feuilles, tiges, fanes et racines (sauf carottes et rhubarbe dont les feuilles sont réputées être toxiques).
- Ajoutez des herbes fraîches : persil plat, coriandre, basilic, menthe, etc.
- Selon vos goûts, vous pouvez ajouter un oignon, de l'ail, une échalote : attention, en jus le goût est puissant.

Idées de cocktails

- Herbe de blé, carottes, concombres et céleri branche.
- Herbe de blé, betterave, carotte et pomme.
- Laitue, épinard, concombre et pomme.
- Pomme, carotte, ½ citron, gingembre et curcuma et/ou piment, 1 branche de céleri (base des jus de légumes). Betterave (carotte rouge), radis et raifort. *Radis roses : n'hésitez pas à utiliser les fanes.*
- Carotte, céleri branche et pomme.
- Carotte, concombre et betterave.
- Epinard, céleri, persil et carottes.
- Pommes, épinards, persil, citron, gingembre et curcuma, céleri branche. Une saveur étonnamment douce, de loin mon favori !
- Idem, en remplaçant les épinards par des feuilles de blettes ou des jeunes blettes « à tondre ».
- Idem, en remplaçant les épinards par des orties.
- Chou kale (chou feuille), pomme, citron et eau.
- Carotte, fenouil, épinards.
- Fanes de radis ou épinards, pomme, citron, avec ou sans carotte.
- Céleri branche, concombre, quelques feuilles vertes (laitue, mâche, feuilles de bettes, épinards…), pomme, gingembre et citron vert.
- Ajoutez systématiquement, et selon vos goûts, le jus d'1/2 ou d'1 citron, du gingembre, du curcuma, des herbes menthe, persil plat, coriandre, cerfeuil, basilic, etc.

Selon le rendement de votre extracteur ou de votre centrifugeuse, les quantités varient pour 1 litre de jus. Approximativement, à adapter selon les recettes:

- 2 ou 3 pommes
- 4 à 8 carottes
- 100g de feuilles vertes, épinards, laitue, orties etc.
- ½ concombre
- 2 ou 3 branches de céleri
- ½ betterave
- 1 citron
- Etc.

Le jus détox ultraléger des lendemains de fêtes, prêt en 5 minutes : pour 4 verres

- 1 concombre bio avec la peau
- 1cm de racine de gingembre
- 2 citrons verts
- 12 feuilles de menthe
- 75 cl d'eau pétillante

Pelez le morceau de gingembre, rincez le concombre sans l'éplucher, coupez les extrémités. Rincez la menthe. Pressez les citrons.

Mettez le concombre coupé en tronçons et le gingembre en petites rondelles dans le blender. Mixez, ajoutez la menthe et le jus de citron. Mélangez bien. Ajoutez l'eau, mélangez à nouveau.

Santé !

Jus vert booster d'énergie, pour environ 1/2 l de jus

- 1/2 concombre
- 2 branches de céleri
- 1 pomme verte, type granny smith
- 100 g d'épinards frais ou de chou kale
- Le jus d'1/2 citron pressé
- Gingembre frais : petit morceau de moins d'1 cm.

Rincez vos légumes et la pomme sans les éplucher.

Coupez-les en morceaux adaptés à l'orifice de votre extracteur de jus.

Insérez légumes et fruits en les alternant dans votre extracteur. Ajoutez le jus de citron.

Terminez avec les branches de céleri.

Dégustez immédiatement ou gardez au frais maximum 24h.

Astuces à choix :

- Pour une sensation fraîcheur : ajoutez quelques feuilles de menthe
- Effet anti-inflammatoire : ajoutez 1 morceau de curcuma racine dans l'extracteur
- Obtenir plus de fer : ajoutez du persil dans l'extracteur
- Nourrissant et protecteur : ajoutez 1 cuillère à café d'huile de colza ou de noix dans le verre.

Jus de carottes pour soutenir le foie, pour environ 1/2 l de jus

- 4 à 6 belles carottes
- 2 branches de céleri
- 1 pomme golden ou 2 pommes Gala
- Le jus d'1/2 citron pressé
- 1 petit bouquet de persil plat
- Gingembre frais : petit morceau de moins d'1 cm
- Curcuma : 1 morceau.

Rincez vos légumes et la pomme sans les éplucher. Coupez les extrémités des carottes, enlevez les tiges des pommes.

Coupez-les en morceaux adaptés à l'orifice de votre extracteur de jus.

Insérez légumes et fruits en les alternant dans votre extracteur. Ajoutez le jus de citron.

Terminez avec les branches de céleri.

Dégustez immédiatement ou gardez au frais maximum 24h.

Astuce :

- Ajoutez 1 cuillère à café d'huile de lin ou de tournesol dans votre verre au moment de le déguster. Mélangez bien.

Idées de recettes de smoothies détox

Votre base pour les smoothies :

- Des légumes verts à feuilles : chou vert frisé ou chou kale, épinards, feuilles vertes des blettes, fanes de radis.
- Et/ou des fruits comme les baies rouges (framboises, mûres, myrtilles, y compris surgelées), les pommes, l'ananas
- Un aliment un peu épaississant et nourrissant qui donne de la purée : banane ou avocat.
- Jus de citron ou de citron vert.
- De l'eau, des glaçons, ou de l'eau de coco
- Un lait végétal sans sucres ajoutés, lait de riz, d'amandes, ou de coco.

Smoothie vert : ingrédients bio pour environ 3 verres

- 1/2 concombre
- 1 cuillère à café de germes de soja
- Une douzaine de feuilles de menthe
- 1 pamplemousse et 1 citron
- 120 ml de lait de coco
- 1 avocat mûr
- 250 g d'épinards frais ou de jeunes pousses d'épinards
- Une quinzaine de glaçons ou 200 ml d'eau environ.

Rincez vos légumes et les herbes aromatiques.
Pressez le jus du citron et du pamplemousse.
Rincez le concombre, coupez les extrémités sans le peler. Epluchez l'avocat.
Placez tous les ingrédients dans le bol de votre mixer.
Mixez environ 2 minutes jusqu'à obtenir un mélange onctueux et homogène.
Répartissez dans les verres et dégustez.

Astuces à choix :

- Ajustez le volume d'eau selon volume et consistance désirés
- Remplacez le lait de coco par du lait d'amandes
- Remplacez les épinards par le vert de feuilles de blettes

- Pour obtenir plus de piquant : ajoutez 1 c.c. de germes de radis
- Remplacez le citron par du citron vert
- Décorez le verre avec 1 feuille de menthe ou 1 fine tranche de citron.

Smoothie aux pommes et aux baies rouges, pour 1 grand verre

- 1 tasse de baies mélangées soit environ 80g (framboises, fraises, myrtilles, mûres, éventuellement en mélange surgelé)
- 1 grosse pomme verte granny-smith
- 2 tasses d'épinards ou d'orties, selon la saison (nb : 1 tasse mesure 250 ml)
- 1 jus de citron
- 1 tasse d'eau ou de lait d'amande non sucré.

Pressez le jus du citron.
Rincez les fruits frais et les feuilles vertes.
Placez tous les ingrédients dans le bol de votre blender.
Mixez 2 minutes, servez dans un grand verre et dégustez.

Smoothie Détox Chou Kale et Pomme verte : pour 2 verres

- 170 ml de lait d'amande sans sucre ajouté
- 180 ml d'eau ou de glaçons
- 1 ½ tasse de chou Kale, haché ou coupé en lamelles
- 1 branche de céleri coupée en tronçons
- ½ pomme verte type Granny-smith, à défaut une pomme rouge type Gala
- 1 cuillère à soupe de graines de lin moulues ou 2 cuillères à café d'huile de lin.

Nettoyez les feuilles de chou Kale, coupez en lamelles ou hachez les parties feuillues après avoir enlevé les plus grosses parties des tiges.

Rincez, épluchez et coupez les légumes et la pomme en petits morceaux.

Placez tous les ingrédients, sauf l'huile, dans le blender, mixez environ 2 minutes, ajoutez l'huile et mélangez encore quelques secondes.

Dégustez !

Astuces à choix :

- En substitut de repas, hors détox, vous pouvez remplacer l'eau par de la glace à la vanille.
- Ajoutez ½ avocat
- Ajoutez 1 cuillère à café de miel.

Smoothie détoxifiant à la noix de coco, à l'ananas et au chou Kale

- 1 banane
- 1 tasse d'ananas frais, coupé en petits morceaux
- 1 tasse ou 250 ml d'eau de noix de coco
- 2 tasses de chou Kale coupé en lamelles ou haché.

Nettoyez les feuilles de chou Kale, coupez en lamelles ou hachez les parties feuillues après avoir enlevé les plus grosses parties des tiges.

Epluchez l'ananas, ôtez la partie fibreuse et dure au centre, coupez des quartiers. Retirez la chair et coupez-la en petits morceaux.

Placez tous les ingrédients dans le blender, mixez environ 2 minutes.

Dégustez !

Smoothie à l'avocat : pour 2 verres

- 300 ml de jus de pomme
- 2 tasses d'épinards ou de chou Kale (coupés ou hachés en lamelle)
- 1 pomme bio (non pelée, évidée et tranchée)
- ½ avocat (coupé en petits morceaux)
- 125 ml d'eau.

Nettoyez les épinards, ou les feuilles de chou Kale, coupez en lamelles ou hachez les parties feuillues après avoir enlevé les plus grosses parties des tiges du chou.

Epluchez l'avocat, retirez la chair et coupez-la en petits morceaux.

Placez tous les ingrédients dans le blender, mixez environ 2 minutes.

Dégustez !

Astuce :

- Avec le jus de pomme, c'est trop sucré pour certaines personnes. Diminuez la quantité de jus de pomme, mettez un avocat entier et ajoutez de l'eau jusqu'à la consistance désirée.

Pour les personnes qui veulent encore accentuer la détox :

les jus d'herbes, de céréales et de légumineuses

Ils ont également une bonne source d'éléments nutritifs, en particulier les jus verts frais qui apportent de la chlorophylle et toutes ses caractéristiques :

- Ils ont des effets fortement détoxicants.
- Ils purifient et reconstituent le sang, améliorent la circulation.
- Ils ont des propriétés antianémiques.
- Ils apportent de l'oxygène aux cellules.
- Ils régénèrent et drainent le foie, soignent les intestins.
- Ils constituent un déodorant naturel, ils améliorent l'haleine.

On peut consommer en jus notamment :
- Herbe de blé, herbe d'orge.
- Pousses de tournesol ou de sarrasin.
- Le millepertuis, qui combat dépression et surmenage, névralgie, céphalées et rhumatismes.
- Les orties, qui aident à purifier le sang.
- La valériane qui aide à diminuer l'insomnie et le stress.
- L'avoine qui stimule la circulation sanguine et donne de l'énergie.

Prenez des notes ici sur vos journées détox variante 3

- Dates
- Signes, symptômes, avant et après
- Vos jus / smoothies préférés

14 CADEAU : LA PETITE ASTUCE DETOX EN BONUS !

Vous pouvez faire le jour de la détox, et mettre en place ensuite sur la durée, cette astuce de nettoyage facile. On appelle cette méthode **« l'huile en bouche »**. Elle élimine des bactéries nocives et leurs déchets, qui ont pu s'accumuler dans la bouche pendant la nuit.

Il s'agit d'augmenter l'effet de détoxication, tout en apportant un complément d'acides gras poly-insaturés à votre organisme et en contribuant à rétablir son équilibre acido-basique. Un organisme malade, fatigué et/ou affaibli est quasiment toujours en excès d'acidité.

- A jeun au lever, mettez en bouche et faites bien circuler entre les dents, une cuillère à soupe d'huile de tournesol. Vous pouvez chauffer légèrement la bouche avant, en la rinçant à l'eau tiède. Choisissez impérativement une huile bio de 1ère pression à froid. Gardez l'huile en bouche en la faisant circuler, idéalement jusqu'à au moins 10 minutes. Vous y arriverez en quelques jours… **N'avalez pas l'huile !** Au besoin, inclinez la tête vers le lavabo, pas en arrière. Recrachez toute l'huile. Elle doit alors avoir un aspect laiteux, signe qu'elle contient des toxines à évacuer. Rincez-vous la bouche à l'eau tiède, deux fois de suite, ou avec une cuillère à café de bicarbonate de soude dilué dans un ½ verre d'eau. Vous pouvez ensuite vous brosser les dents et compléter en nettoyant la langue avec un gratte-langue.

- Pour choisir une huile d'excellente qualité : elle doit être bio, de pression à froid, contenue dans une bouteille en verre opaque ou un bidon en inox. La lumière et la chaleur ne doivent pas l'altérer : une fois que la bouteille est ouverte vous devez la conserver au frais, dans la porte du réfrigérateur c'est parfait.

- Si vous ne supportez pas l'huile de tournesol : l'huile de sésame ou l'huile d'olive, ainsi que la graisse de coco, sont aussi bien adaptées à cette méthode de détoxination.

Cette pratique peut se faire pendant 3 semaines… 3 mois… jusqu'à ce que la langue soit belle au réveil !

15 QUE SE PASSE-T-IL LES JOURS SUIVANT LA DETOX ?

Comme la détox a remis en circulation beaucoup d'acides et de toxiques qui étaient auparavant neutralisés et stockés, votre corps est soumis temporairement à une plus grande acidité encore que d'habitude. Il a donc besoin de beaucoup de sels minéraux énergétiques et d'eau, pour neutraliser et évacuer au maximum ces déchets circulants.

Pendant les quelques jours qui suivent la détox, augmentez votre consommation de légumes, crus et en jus, et cuits, et de fruits. Mangez végétarien, sans produits animaux, pendant deux ou trois jours. Limitez votre apport en protéines, privilégiez les protéines végétales qui sont aussi bourrées de sels minéraux: algues si vous aimez (sinon c'est l'occasion de découvrir !), légumineuses, céréales sans gluten, champignons, graines germées.

En limitant votre consommation de produits animaux vous apportez moins d'acides par votre alimentation. En consommant plus de légumes, de fruits et de végétaux en général, vous augmentez l'apport de sels minéraux. Sans compter le bonus de vitamines et d'enzymes avec les aliments végétaux crus ou peu cuits.

Continuez de boire un peu plus d'eau que d'habitude.

16 QUELS SONT LES SYMPTÔMES DE DETOX ?

Pas de panique, pour une seule journée détox, des symptômes peuvent déjà apparaître sans être très forts ou spectaculaires. Certains signes peuvent être désagréables, autant le savoir.

Je vais en lister ici. Vous n'aurez en aucun cas tous ces symptômes à la fois ! Vous n'en aurez peut-être même aucun, ce qui ne veut pas dire que la détox est inefficace. Ils dépendent évidemment de votre état de santé préalable. Connaître les signes possibles qui montrent que votre organisme est en train de se purifier vous permet de savoir que ce qu'il se passe est normal.

Ce qui ne doit pas rester dans votre organisme est mis en circulation, et va trouver la sortie ! C'est comme quand vous rangez une pièce de la maison qui était désordonnée, il y a un moment de chaos complet avant que l'ordre ne règne à nouveau et que vous en ressentiez de la satisfaction et du bien-être.

- Maux de tête
- Fatigue
- Frilosité
- Étourdissement, fluctuation de la tension artérielle
- Langue chargée, bouche pâteuse
- Mauvaise haleine
- Nausée
- Vomissement de bile
- Réapparition de symptômes de votre dernière maladie (dans ce cas les symptômes sont souvent intenses et durent très peu de temps)
- Flatulences, gaz, ballonnements
- Sécrétions augmentées, transpiration
- Diarrhée ou constipation
- Augmentation de la fréquence du besoin d'uriner
- Apparition de signes cutanés, rougeurs, petits boutons, démangeaisons
- Petites douleurs articulaires
- Acidité
- Crampes
- Sensation inhabituelle de lourdeur
- Rythme cardiaque accéléré par moments.

Ce sont des signes que votre corps extériorise ce qu'il ne doit pas garder ! Après que cela sera évacué, vous vous sentirez tellement mieux et ces symptômes disparaîtront.

Cela vous fait peur ? Prêt.e à abandonner avant même d'essayer ? Je vous le répète : ***vous n'aurez certainement pas tous ces signes !***

La plupart du temps, on ressent un peu de fatigue, un peu mal à la tête. Quand c'est la ou les premières expériences de détox, il y a plus de symptômes qu'en entretien régulier. Imaginez : vous vous mettez pour la première ou deuxième fois de votre vie à nettoyer une maison où des déchets se sont accumulés depuis 30, 40, 60 ans ?! C'est un travail éprouvant et plus fatigant que si vous nettoyez la maison régulièrement à chaque printemps.

Que faut-il faire si vous avez un ou plusieurs de ces symptômes ? Surtout ne pas prendre de médicament pour les atténuer, sinon vous coupez l'effet détox et vous réintoxiquez encore. Boire plus d'eau et de tisanes. Se reposer. Sortir prendre l'air. Si vous avez l'habitude de tisanes spécifiques ou d'huiles essentielles en correspondance avec vos symptômes, prenez-les.

Sur une seule journée de détox, si vous avez beaucoup de ces symptômes ou s'ils sont forts, c'est qu'il était vraiment plus que temps de vous lancer dans le nettoyage ! Supportez cette journée, et recommencez bientôt une autre fois. Envisagez une détox plus longue, avec un suivi professionnel. Et d'ici là, il est sérieusement nécessaire de commencer à réviser votre alimentation au quotidien et votre hygiène de vie globale.

17 QUELS SONT LES ALIMENTS DETOX A CONSOMMER SANS MODERATION ?

Les aliments qu'on dit favoriser la détox sont ceux qui sont riches en vitamines, en minéraux et en enzymes. C'est-à-dire en micro-nutriments. Ils ont des propriétés antioxydantes, ce qui veut dire qu'ils protègent les cellules d'un vieillissement prématuré.

La liste n'est pas exhaustive et on cite le plus souvent :
- Citron
- Pamplemousse
- Artichaut
- Radis noir
- Carotte
- Betterave
- Ananas
- Kiwi
- Pomme
- Ail
- Toutes les sortes de chou
- Le thé vert
- Les jus verts
- Les jus d'herbes de blé ou d'orge.

Je n'entre pas ici dans le détail des propriétés et de l'intérêt spécifique de chacun de ces aliments et boissons. Il me semble plus intéressant de remarquer :

- Ce ne sont que des aliments naturels.
- Ce ne sont que des végétaux.
- S'ils sont à favoriser en période de détox, ils sont surtout à intégrer toute l'année, en fonction des saisons, à votre alimentation quotidienne, et en respectant bien sûr vos éventuelles intolérances. Sans oublier tous les autres légumes et fruits, légumineuses et oléagineux pas cités pour la détox, et qui font partie d'une alimentation saine tout le temps.

Je soulignerai aussi que si on trouve beaucoup d'informations sur les aliments détox, on n'en trouve pas tellement sur les aliments « intox ». C'est-à-dire ceux à éviter au maximum tous les jours, dans le cadre d'une alimentation santé.

18 QUELS SONT LES ALIMENTS INTOX A EVITER SUR LE LONG TERME ?

Eh oui, pour éviter d'avoir trop besoin d'avoir recours à la détox, le plus évident c'est quand même dès le départ d'éviter d'en rajouter à votre organisme en termes d'intoxication et d'intoxination. Donc vous en arrivez à une réflexion sur quoi faire au quotidien. Les 364 autres jours de l'année où ce n'est pas votre journée de détox facile.

Pour moi, les aliments « intox » :

- Tout ce qui vient de l'industrie chimique et qui ne se « voit » pas. Les **additifs en tous genres, les exhausteurs de goût, les conservateurs**… tous ceux qui ne sont pas naturels, mais **de synthèse**. Pour les éviter, il faut favoriser une alimentation maison à base de produits frais et bio, le plus souvent. Réservez la consommation de plats préparés par l'industrie agro-alimentaire à un usage occasionnel. Installez sur votre smartphone une application gratuite à consulter quand vous faites vos courses. Elle vous indique si le « Exxx » mentionné sur l'étiquette est feu vert, orange ou rouge pour votre santé. Et oui, apprenez à lire les étiquettes. Faites-le déjà pour les produits que vous consommez le plus souvent. S'ils ne sont pas satisfaisants, trouvez des équivalents de meilleure qualité. Changez de marque. Changez de magasin. Réfléchissez si cet aliment est indispensable à la vie.

- Tous **les aliments préparés pour lesquels on ignore ce qu'il y a vraiment dedans** : les saucisses, les aliments déjà cuisinés, broyés et reconditionnés, comme des hamburgers surgelés, du surimi, des steaks végétariens ; les sauces toutes prêtes, même les mélanges d'épices sont suspects ! Et là encore, tous les plats pré-cuisinés en général.

- De façon globale, **les aliments « mystère » : ceux que vous ne reconnaissez pas, qui ne sont pas identifiables.** Un poulet, c'est un poulet. Un nugget, allez savoir ce qu'il y a dedans. Et si vous voulez vraiment le savoir, il y a des documentaires instructifs sur Youtube. Je conseille notamment « Food Inc. » film de Robert Kenner. Faites-vous peur. Prenez conscience de vos choix.

- **Les fruits, légumes, céréales et tous végétaux de l'agriculture « conventionnelle »** : tout ce qui est cultivé de manière intensive est bourré des produits chimiques de la culture, fertilisants, pesticides, accélérateurs de croissance, fongicides etc., ainsi que des produits de synthèse utilisés pour leur conservation (il faut empêcher les nuisibles de manger les récoltes). Ils se retrouvent tous dans votre assiette, et donc dans votre organisme. Et si la nocivité possible de chacun de ces produits a été étudiée pour établir des normes d'acceptation, personne n'a aucune idée du cocktail chimique qui se retrouve finalement dans le corps du consommateur. Vous.

- **Les animaux et les produits issus des animaux de l'élevage « conventionnel ».** Là aussi, tous les médicaments, les aliments et compléments divers que l'animal a consommé dans son temps de vie de pauvre bête d'élevage (oui j'ose, c'est une opinion), aux conditions souvent plus que discutables (encore), se retrouvent dans sa chair ou dans son lait (ça, c'est un fait). Donc finalement dans la viande, les yaourts, le lait et le fromage qui sont dans votre assiette et arrivent alors dans votre organisme aussi. Cela s'ajoute au cocktail précédent… Les animaux qui vivent dans de mauvaises conditions subissent également un stress intense. Et le stress, croyez-le ou non, laisse des traces vibratoires impalpables. Et hop, ça de plus dans votre organisme. Des mauvaises vibrations, des émotions toxiques, du stress. Quitte à consommer de la viande ou du fromage, que ce soit en quantités raisonnables et avec des produits issus d'animaux dont on a au moins respecté de les élever dans des conditions nécessaires à l'épanouissement de leur espèce. En vous renseignant auprès de vos producteurs locaux, vous trouverez ceux qui travaillent dans le respect de l'animal, de la nature, de l'humain.

- **Tout ce qui vous est servi à l'extérieur de chez vous et dont vous n'avez aucune idée de la provenance.** D'une façon générale, tout ce que vous mangez au restaurant, dans les cantines d'école, dans les réfectoires d'entreprises, est au minimum trop salé et trop sucré, et souvent plein de conservateurs, etc. Vous avez compris. Les cuisiniers ne sont pas formés sur un objectif de santé des gens pour qui ils cuisinent. Ils sont formés à différents types de cuisine, à l'accord traditionnel des mets, goûts et saveurs, et à respecter des budgets tout en travaillant dans un temps limité. Il faut servir des dizaines de repas en une heure à des consommateurs impatients qui n'ont pas le temps. Les restaurateurs n'ont pas d'autre choix que d'utiliser en partie des aliments pas toujours de la meilleure qualité pour gagner du temps et de la marge financière. Faites-vous plaisir en allant au restaurant, peut-être moins souvent et en choisissant ceux qui font réellement de la cuisine maison. Il commence à y avoir aussi des restaurants qui travaillent en frais et en bio, favorisez-les. Il y a des gens qui travaillent bien, trouvez-les et encouragez-les. Fuyez ceux qui vous intoxiquent, même avec le sourire.

Pour éviter au maximum les aliments « intox », vous n'avez pas d'autre choix que de faire vos courses en sélectionnant les meilleurs fournisseurs et de vous mettre à cuisiner un minimum. Cela demande d'investir un peu de temps, d'être curieux.se, de s'intéresser à sa santé et aux moyens de la préserver. Trouvez les filières bio ou biodynamie, encore mieux, près de chez vous. Le bio n'est pas suffisant comme garantie de qualité, mais c'est un premier repère si vous commencez seulement à vous familiariser avec une alimentation plus saine.

Les aliments animaux sont de plus un facteur favorisant dans les maladies qui causent le plus de mortalité à l'heure actuelle. Il s'agit des maladies cardio-vasculaires, des cancers et du diabète. Ce sont des pathologies de civilisation, de surcharge et de vieillissement. Autrement dit, complètement liées et dépendantes de notre façon de vivre et de manger. Ça donne quand même une idée d'où on peut trouver des solutions, non ? Même si vous n'envisagez pas de devenir végétarien.ne et encore moins végétalien.ne, mangez moins de produits animaux et incorporez plus de légumes, fruits, céréales complètes bio, légumineuses, oléagineux et algues dans votre alimentation quotidienne. Savez-vous que les algues, les lentilles et les oléagineux vous apportent plus de protéines que n'importe quel morceau de viande ? Sans compter les micro-nutriments qu'ils contiennent en plus ?

Si vous avez besoin d'être formé.e, informé.e, accompagné.e pour un changement de vos habitudes alimentaires, vous gagnerez beaucoup de temps (des années) en vous faisant coacher par un nutritionniste, un naturopathe ou un conseiller en nutrition de santé. N'oubliez pas le terme « de santé ». Trouvez un professionnel qui va au-delà des notions de diététique traditionnelle qui sont trop anciennes et favorisent encore des principes qui ne servent pas votre santé individuelle mais plutôt l'économie globale.

19 QUEL EST LE BUDGET DE L'ALIMENTATION SAINE ?

On m'oppose souvent l'idée que pour manger sainement, il faut y mettre le prix. Et que ce serait réservé à une certaine élite.

À court terme, peut-être. Encore que ce n'est à mon avis déjà pas tout à fait juste. En faisant attention dans ses achats, on s'aperçoit que parfois l'aliment bio est moins cher, en promotion, que le traditionnel. Un paquet de pâtes complètes ou de farine bio coûte plus cher à l'achat qu'un paquet de même poids de céréale blanche raffinée : oui. Sachez toutefois que la céréale raffinée encrasse votre organisme et le nourrit de façon incomplète. Vous en mangez donc plus et vous n'êtes malgré tout pas suffisamment nourri.e. La céréale complète bio vous apporte des nutriments indispensables et vous êtes vite rassasié.e : vous en mangez de plus petites quantités pour être mieux nourri.e.

Alors qu'est-ce qui est vraiment moins cher finalement ? Les protéines végétales sont plus nourrissantes, moins chères à l'achat et plus digestes que celles qui viennent des chairs animales. Vous connaissez le prix d'un kilo de viande de bœuf ? Vous savez combien coûte un kilo de lentilles ? Êtes-vous au courant que 100g de lentilles vous apportent deux fois plus de protéines que 100g de steak ? Ça éveille quelque chose en vous ? Une petite lumière s'allume ?

À long terme, additionnez :

- Une nourriture à bas prix de mauvaise qualité nutritive,
- Des années de ce pauvre régime,
- Du stress,
- Une dégénérescence progressive insidieuse de l'organisme,
- Dans quelques années, des journées de travail perdues pour cause de maladie,
- Les visites bientôt répétées chez le médecin (trouvez-en un sympathique, vous allez passer du temps avec…),
- L'achat de médicaments,
- Le moral qui suit le mouvement vers le bas,
- Le cycle infernal est en place, et il ne va pas s'arrêter tout seul… à moins que vous ne le décidiez.

Commencez par faire vos courses différemment.

Formez-vous à un minimum de principes de base de nutrition saine.

Éliminez le plus possible de facteurs de stress de votre vie.

Réfléchissez à l'option suivante :
- Une nourriture de qualité, le plus possible,
- Des années à l'améliorer, un peu de temps pour comprendre et se former à une vie saine,
- Des émotions positives, des moments joyeux et légers,
- Un dynamisme accru de l'organisme,
- Des idées claires, des projets qui aboutissent,
- Des loisirs,
- Un check-up de contrôle de temps en temps,
- L'achat de compléments alimentaires parfois en coup de pouce,
- Même une carrière qui évolue agréablement,
- Le moral qui va si bien que vos proches en bénéficient,
- La santé et tous les plaisirs de la vie qui vont avec...

Et maintenant, faites vos comptes. Et vos choix.

20 CONCLUSION

Il y a d'autres méthodes de détox que celles exposées ici. Vous en trouverez de nombreuses, des plus efficaces aux plus farfelues, en quelques clics sur le web.

Je vous ai transmis ici trois méthodes simples, faciles à mettre en œuvre, efficaces. Apprises, testées de nombreuses fois et approuvées. Avec, j'y compte, quelques éléments de compréhension.

Pour l'après-détox, il n'y a pas d'autre solution santé que de refaire de temps en temps des détox, en appliquant la méthode qui vous convient le mieux. Adaptez en fonction de votre évolution.

Et surtout, apprenez à limiter l'intox ! Et là, c'est au quotidien que cela se joue. La nutrition saine et une hygiène de vie convenable, cela se travaille et se met en place consciemment.

Je vous encourage à ne surtout pas me croire. J'ai été directe dans mes propos : j'ai voulu vous faire réagir ! Essayez et constatez par vous-même ! Tous mes encouragements vous accompagnent !

ET APRÈS…

Vous avez envie d'un coaching avec l'auteure en détox, en jeûne ou en nutrition de santé ? C'est possible aussi à distance.

Vous avez envie de lui transmettre un feedback sur votre expérience de détox, ou autre ? Vous voulez obtenir des informations sur ses formations en ligne ou un accès à sa newsletter hebdomadaire gratuite ?

> ➢ Au plaisir de votre prochain contact par son site **www.jeuner-detox.com**

> ➢ Pour voir tous ses livres, c'est sur le site d'auteure : **www.isabellevanwynsberghe.com**

À PROPOS DE L'AUTEURE

Isabelle Van Wynsberghe vit en Suisse romande où elle est Conseillère en nutrition de santé et accompagnatrice en jeûne, praticienne en PNL et enseignante de Yoga. Elle accompagne et coache des personnes qui veulent améliorer leur bien-être et leur santé par des méthodes naturelles, sans efforts démesurés et sans frustration, pour être et rester en pleine forme le plus longtemps possible.

Elle propose un coaching privé en nutrition de santé, PNL et Yoga, organise et anime des retraites *Jeûne et Randonnée*.

Elle a créé les formations en ligne *Comment Jeûner*, *Comment Mieux Manger* et *Relax Max 1* pour apporter des solutions naturelles à ceux qui veulent vivre le plus longtemps possible en pleine forme.

Mère de trois jeunes adultes, elle se consacre au bien-être et à l'épanouissement de conscience. Et comme elle est en forme et dynamique, elle trouve encore le temps et l'énergie pour l'écriture et le partage de connaissances !

Ses autres ouvrages en nutrition et détox :

Une journée détox, détox facile KDP, 2017, guide pratique

Détox du Foie, détox facile KDP, 2017, guide pratique

Jeûne, Yoga et randonnée aux Editions Favre, 2014, guide pratique (épuisé).

Site d'auteure : www.isabellevanwynsberghe.com

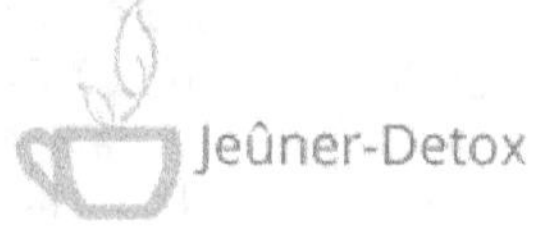

www.jeuner-detox.com